ENFERMEDAD RENAL EN PERSONAS CON DIABETES Y SUS COMPLICACIONES

Descripción de complicaciones en el paciente con enfermedad renal crónica secundaria a la diabetes.

ENFERMEDAD RENAL CRONICA EN PERSONAS CON DIABETES Y SUS COMPLICACIONES

Descripción de complicaciones en el paciente con enfermedad renal crónica secundaria a la diabetes

Margarita Pilataxi Quinga
Médica Especialista de Nefrología.
Facultativa Especialista de área.

Angel Luis Laguna Carrero
Especialidad Medicina Familiar y Comunitaria.
Médico Adjunto de Urgencias. FEA Urgencias.

© MARGARITA PILATAXI QUINGA
© ANGEL LUIS LAGUNA CARRERO
Descripción de complicaciones en el paciente con enfermedad renal
crónica secundaria a la diabetes

ISBN Libro en Papel: 978-84-685-8471-3

ISBN eBook en PDF: 978-84-685-8472-0

Impreso en España.
Editado por Bubok Publishing SL.

INDICE:

1. Enfermedad renal crónica en el paciente diabético

1.1 Definición y conceptos de Enfermedad renal crónica

La enfermedad renal crónica constituye un importante problema de salud pública mundial y se prevé que su prevalencia y coste aumentados, además de que se asocia a una alta carga social y económica desde los primeros estadios. Se trata de una enfermedad con alta prevalencia e infradiagnosticada, asociada a una alta progresión y a una elevada mortalidad. Especialmente en pacientes con diabetes tipo 2, el descenso de la tasa de filtrado glomerular y el incremento de albuminuria se asocian a una mayor mortalidad.

Por ello, es importante identificar los factores de riesgo, y poner el foco en las poblaciones de alto riesgo recogidas en las guías, según lo recomendado por las sociedades científicas. Además, es necesario incidir en la importancia de determinar la albuminuria persistente por ser uno de principales factores de progresión de enfermedad.

Es crucial, por tanto, una educación continua con un enfoque multidisciplinar para los profesionales de la salud en la mejora de los resultados clínicos en pacientes con diabetes y enfermedad renal.

1.2. Epidemiología y Prevalencia

La diabetes mellitus (DM) es una enfermedad de gran prevalencia en la población. La International Diabetes Federation estimaba que en el año 2017 había en el mundo 450 millones, cifra que se puede incrementar a 629 millones en 2045. En España, para ese mismo año, se estimaba una prevalencia del 14% y entre los diagnosticados sólo un 35% tenían un adecuado control glucémico con HbA1c <7%.

La enfermedad renal en estos pacientes se encuentra en torno al 37%, de los cuales el 26% están en estadio 3, el 8% en estadio 4 y el 3% en estadio 5, obteniendo el mayor porcentaje en mujeres mayores de 70 años.

En España en 2013, se estimaba que la diabetes mellitus (DM) afectaba al 13,8% de la población con edades comprendidas entre 40-64 años y en el 30,8% de > 65 años. Los casos actuales de ERC en pacientes diabéticos están entre el 10-40%, siendo por otra parte el diagnóstico más frecuente de ERC en el mundo.

En cuanto al gasto sanitario, esta patología conlleva un costo elevado. En 2015, representó el 11% de los recursos sanitarios con un gasto anual de 8000€ por paciente. Las personas con peor estado de salud relacionado con la DM2 utilizan más recursos sanitarios que aquellos sin complicaciones en el control glucémico. Por todo lo cual se decidió organizar una estrategia nacional sobre la DM y sus implicaciones reales como el Plan Integral de DM nivel europeo.

La DM es la principal causa de enfermedad renal terminal (ERT), con un aumento del empleo de recursos sanitarios, una necesidad de un equipo sanitario multidisciplinar, necesidad de tratamiento de sustitución renal (hemodiálisis y trasplante) y su correspondiente seguimiento.

1.3 Fisiopatología de la Enfermedad Renal Diabética

Los estados de hiperglucemia mantenida y la periodicidad de episodios de hipoglucemia, hiperinsulinismo, hiperlipidemia y hipertensión arterial (HTA) son los factores actuales implicados en la aparición de daño estructural y funcional a nivel renal de la diabetes. La microalbuminuria suele ser uno de los primeros signos de afectación renal en la diabetes. Si bien dentro de los primeros diez años de evolución del estado hiperglucémico, estos cambian a un patrón de normofiltración / filtración elevada. Además hay que tomar en cuenta enfermedades concomitantes que están presentes con mayor frecuencia en la diabetes, tales como la hipertensión (HTA)

La HTA, al estar presente como enfermedad asociada a la diabetes puede considerarse un segundo factor independiente conocido de pronóstico y progresión de la nefropatía asociada a la diabetes.

Como complicaciones secundarias a la hiperglucemiantes incluyen la diuresis osmótica inducida por la glucosuria y la deshidratación. Además de las complicaciones metabólicas incluyen la acidosis metabólica; que es más sostenida e importante en pacientes con diabetes tipo 1.

2. Diagnóstico de la Enfermedad Renal en Personas con Diabetes

La presencia de microalbuminuria supone un riesgo mayor de evolución a ERC, por lo que en los pacientes con diabetes tipo 1, ésta debe ser evaluada anualmente, empezando a los 5 años del diagnóstico de la diabetes y anualmente. En el caso de los en pacientes con diabetes tipo 2 debe ser evaluada de forma anual a partir del diagnóstico. Y en pacientes con diabetes gestacional se debe valorar la presencia de microalbuminuria en cada control preconcepcional a partir del parto.

El cribado inicial de la nefropatía diabética se realiza mediante la determinación de albuminuria en al menos dos muestras de orina aisladas en un periodo de 3-6 meses.

Se considera que un paciente con diabetes presenta nefropatía si se da uno de los siguientes parámetros: 1. relación de albúmina/creatinina superior a 30 mg/g en una o más muestras; 2. filtrado glomerular < 60 ml/min/1.73 m2; y /o 3. evidencia de ERC mediante biopsia o pruebas de imagen.

El filtrado glomerular estimado (FGe) define la presencia y clasificación de la ERC, tal como se detalla a continuación:

Enfermedad renal crónica:

- Estadio 1: ≥ 90 ml/min/1.73

- Estadio 2: 60-89 ml/min/1.73

- Estadio 3a: 45-59 ml/min/1.73

- Estadio 3b: 30-44 ml/min/1.73

- Estadio 4: 15-29 ml/min/1.73

- Estadio 5: < 15 ml/min/1.73

Para una estimación más precisa de la filtración glomerular, se usan métodos normo calibrados algo más precisos en cuanto a la estimación del grado de funcionalidad renal; y se recomienda para población con aumento de riesgo, o grupos poblaciones especiales tales como: niños, posibles donantes de riñón de vivo, personas con cambios extremo en masa muscular (amputados, deportistas, personas con obesidad o con desnutrición)

2.1. Métodos de Evaluación de Función Renal

Varios métodos sirven para evaluar la función renal; no obstante, lo ideal sería disponer de una prueba que reflejara con exactitud la filtración glomerular, único parámetro que desciende durante muchos años sin que aparezcan otros signos de enfermedad renal.

El método "gold estándar" para valorar la FG es la medición de la depuración del marcador exógeno In-125 Cr EDTA o inulina, que son marcadores exógenos, ya que el paciente no los metaboliza ni los absorbe y tampoco los segrega de forma activa en el túbulo.

Lo difícil de incluir estas pruebas en la práctica clínica es que su realización es más compleja que la determinación de parámetros séricos que se puede realizar con más facilidad, y por lo tanto extrapolables a la población, así como su costo.

Otro método de estimación del filtrado glomerular es mediante la determinación en orina de 24 horas de la creatinina filtrada, vs los niveles en sangre, tomando en consideración el volumen de orina total; sin embargo es bastante engorroso la recogida de todo el volumen con todos los posibles errores que esto conlleva, convirtiéndose en muy laboriosa y poco fiable ya que puede haber defectos en la recolección (olvido de un período, problema con la recolección); por otro lado, cuantas más muestras se tomen, más aumenta el coste. Sin embargo, esta sería una buena forma de valoración de l a función renal y permite así mismo el medir los valores de proteinuria y albuminuria. Por todo ello lo más utilizado y fundamental en la práctica clínica es la concentración de creatinina y de urea en sangre y la mediación del índice albumina/creatinina, o proteínas/creatinina en muestra simple de orina, como una forma de monitorizar de forma rápida, sencilla y menos laboriosa.

2.2. Marcadores de Daño Renal en la Diabetes

2.2.1. Glomérulo y el intersticio renal.

2.2.1.1 Glucosuria y proteinuria en la diabetes mellitus.

La diabetes se acompaña de glucosuria desde las primeras etapas. La presencia e intensidad de la glucosuria varía de un paciente a otro y, en un mismo paciente, de un momento a otro. Aunque al inicio de su uso la glucosuria fue el marcador diagnóstico más preciso de la enfermedad, con el tiempo perdió trascendencia diagnóstica debido a: 1) los nuevos tests biológicos de determinación de la glucemia, de forma rápida y sencilla, y 2) la constatación de que la hiperglucemia asociada a la glucosuria era la responsable de las lesiones crónicas o agudas secundarias a ésta.

2.2.1.2 Proteinuria.

La diabetes es la primera causa de proteinuria a nivel mundial, sobrepasando en sobremanera a otros tipos de enfermedades renales como lupus y a la glomerulonefritis.

En el caso de la diabetes tipo 1, representa alrededor del 35% de personas con diabetes. Se caracterizada por el comienzo temprano a menudo antes de los 30 años. La insulina exógena es la única terapia. Por otro lado, en el caso de la diabetes mellitus de tipo 2, ésta es mucho más frecuente (alrededor del 60% de los que tienen diabetes). Los pacientes con este tipo de diabetes mantienen la producción de insulina endógena, pero ésta es menos efectiva a nivel de sus tejidos como el hígado, los músculos y el tejido adiposo. Por lo que inicialmente pueden responder a tratamiento con antidiabéticos orales que aumenten la producción de insulina y/o reduzcan su resistencia a nivel de los tejidos periféricos.

3. Tratamiento y Manejo de la Enfermedad Renal en Pacientes con Diabetes

La gran prevalencia de la enfermedad renal crónica (ERC) en personas con diabetes, el inherente peor pronóstico renal y cardiovascular. Y los desafiantes escenarios que se plantean como su tratamiento, diagnóstico y estratificación requieren el personal sanitario dispongan de una sólida formación en este campo.

La lesión renal primaria en el caso de la nefropatía secundaria a enfermedad diabética es la hipertensión. Y este daño a nivel renal dependerá fundamentalmente desde el comienzo, de la intensidad del control glucémico previo y de los niveles de presión arterial.

El daño a nivel renal, producido por la diabetes, también conocido como nefropatía diabética supone la aparición de la microalbuminuria como un factor pronóstico relevante; el manejo de ésta, así como su control, y/o reducción facilitará el control de la enfermedad y de sus complicaciones. Es por esto por lo que el mantener controlada la albuminuria será fundamental para la correcta evolución natural de la enfermedad.

3.1. Control Glucémico y Presión Arterial

La hiperglucemia es una de las principales causas del deterioro renal en pacientes con diabetes mellitus tipo 2. Y es esta alteración la que da lugar a vasodilatación periférica, activación del sistema renina-angiotensina-aldosterona, neoformación mesangial, activación de citocinas proinflamatorias. Todo ello se traduce en fibrosis intersticial. El daño de células endoteliales se acompaña de disminución del oxido nítrico y otros factores vasodilatadores dando lugar a la hiperfiltración, albuminuria e HTA.

La insulina actúa sobre las células mesangiales para regular la proliferación de estas e inducir la alteración estructural de la matriz, disminuyendo la adherencia celular y aumentando el área de células atrofiadas. Todo ello facilita la proteinuria.

La prevención de la nefropatía diabética depende fundamentalmente del control adecuado de la glucemia, con una serie de modificaciones finales que aparecen después de muchos años de hiperglucemia.

De todo ello deriva la importancia de controlar la glucemia lo antes posible una vez instaurada la diabetes, y por ende el riesgo de progresión a enfermedad renal. La microalbuminuria se correlaciona con la morbilidad y mortalidad cardiovascular; por tanto, el tratamiento antihipertensivo debe comenzar en cuanto el paciente sea diagnosticado de albuminuria.

El control de la hiperglucemia a lo largo del tiempo, medido mediante la determinación de la hemoglobina glicosilada, es el mejor método descrito para prevenir la progresión de la enfermedad renal diabética.

3.2. Tratamiento nefroprotector

La dieta, el control glucémico y los factores de riesgo cardiovascular son los pilares del tratamiento de la diabetes en general, y mas aun de la ERC en particular.

A más de ello, es importante que se haga énfasis, en la nefro protección renal, evitando algunos fármacos que podría causar toxicidad a nivel renal, y aun más en individuos susceptibles a ello como son las personas con diabetes e HTA. Entre los principales fármacos a evitar están algunos antihipertensivos, y los antiinflamatorios no esteroideos (AINEs).

3.2.1 Farmacoterapia:

Actualmente hay fármacos que ayudan a mejorar el pronóstico de la enfermedad renal crónica. Dentro de los cuales tenemos:

a. **ARAII:** En la ERD, medicación antiproteinúrica de elección se basa en iSRA, entre los que se incluyen los IECA y los ARA2, que han demostrado retrasar la progresión de ERC proteinuria en la enfermedad renal y reducir además la enfermedad [9][10][11][12].

En los pacientes con DM2 y ERD, los ensayos clínicos más relevantes, RENAAL (losartan vs placebo) e IDNT (Irbesartan vs placebo o amlodipino) con pacientes macroalbuminúricos demostraron una reducción relativa del riesgo de duplicación de la creatinina sérica (Crs).

Los iSRA disminuyen la presión intraglomerular, disminuyendo la hiperfiltración, que se asocia a la progresión de la enfermedad renal, y que precede a los efectos derivados de la proteinuria mantenida, como la inflamación y la fibrosis [13][14]. En prevención primaria, los iSRA mejoran en los pacientes hipertensos DM1 o DM2 el riesgo de desarrollar albuminuria en comparación con verapamil (BENEDICT) o los diuréticos (ADVANCE) [15][16]. En pacientes con DM1, los ensayos clínicos demostraron la superioridad de los IECA tanto en normotensos como en hipertensos en la progresión de la ERD respecto a placebo [17].

b. **iSGLT2:** Conforme se van publicando evidencias con los iSGLT2 se aprecia que no solo no afectan al buen funcionamiento del riñón, sino que puede haber un efecto renoprotector como sugieren los estudios EMPA-REG13, CAN VAS15, DECLARE16 y CREDENCE17. Los principales hallazgos son una reducción mantenida de albúmina, la prevención de la progresión de albuminuria e, incluso, favorecer su regresión y la reducción de eventos renales.

Los iSGLT2 van escalando posiciones en las guías de tratamiento elaboradas por las principales Sociedades Científicas en función de la nueva evidencia publicada, con mejoras que van más alá de la simple bajada de la HbA1c (peso, presión arterial, beneficios cardiovasculares y renales). El buen uso de los iSGLT2 aporta otro recurso para un mejor control de la diabetes, disminuyendo las complicaciones crónicas de la enfermedad, generando mejor calidad de vida y reduciendo costes a largo plazo

c. **aRGLP1:** Los efectos sobre la evolución del FGe durante el seguimiento son variables entre los diferentes ensayos, con mínimas diferencias entre el grupo activo y placebo, aunque un análisis exploratorio del estudio EXSCEL demostró una menor caída del FGe en pacientes con albuminurias superiores a 100mg/g y 200mg/g de creatinina. La reducción de la albuminuria (o menor incremento) es el hallazgo más constante en estos estudios.

Los efectos renales de los arGLP1 en pacientes con ERC se han evaluado en otros estudios. Tales como LIRA-RENA que no demostró un beneficio de liraglutida en la disminución del FGe, aunque la duración del estudio (26 semanas. El estudio AWARD-7 analizó la eficacia de dulaglutida en pacientes con DM2 y ERC moderada-severa (FGe medio 38ml/min/1,73m^2). La disminución del FGe medio a las 52 semanas fue menor en los grupos de tratamiento con dosis altas (1,5mg) y bajas de dulaglutida (0,75mg) (ambos −0,7ml/min/1,73m^2) vs. el grupo de insulina glargina (−3,3ml/min/1,73m^2). Este beneficio fue mayor en los pacientes con macroalbuminuria

Así pues, los arGLP-1 reducen la albuminuria en pacientes con ERD, pero sus efectos sobre la progresión de la enfermedad renal no son tan concluyentes. Sin embargo, la albuminuria es un potente predictor de la caída del FGe, por lo que estos fármacos podrían retrasar su progresión en la ERD al reducirla.

Finalmente, los beneficios renales de los arGLP-1 parecen aditivos a los de los iSGLT2, lo que es especialmente interesante en pacientes con ERC secundaria a diabetes.

Los beneficios cardiovasculares y renales de estos fármacos también se están demostrando en estudios de vida real.

Las causas de esta nefroprotección con algunos arGLP-1 no están claras. De hecho, los análisis de mediación realizados sugirieron que solo aproximadamente el 25% del beneficio sobre los resultados renales puede estar mediado por un mejor control glucémico y un 22% por los cambios sobre la presión arterial; lo que sugiere el papel de mecanismos directos: reducción de la hiperfiltración, del estrés oxidativo y de la inflamación, efectos antifibróticos, mejora de la disfunción endotelial y/o posible reducción de niveles de angiotensina

De hecho, las guías KDIGO para el manejo de pacientes con diabetes y ERC posicionan a los arGLP-1 como segunda línea de tratamiento y los indican para pacientes con DM2 y

ERC que no han alcanzado los objetivos glucémicos individualizados a pesar del uso de metformina e iSGLT2, o en los que no pueden utilizar estos medicamentos, ya que presenta mejoría en la enfermedad cardiovascular establecida, asociado a beneficios renales favorables con una reducción sustancial de la albuminuria y probable preservación del FGe

4. Complicaciones y Pronóstico

La enfermedad renal crónica es el factor de riesgo cardiovascular más importante y un predictor de mal pronóstico en la diabetes tipo 2 (DMT2) Cuanto más avanzada es la lesión renal, mayor es el riesgo de morbimortalidad y de complicaciones ateroescleróticas.

El daño renal se asocia a una elevación de la presión arterial (HTA), manifestándose generalmente en forma de HTA no controlada que empeora aún más el progreso de la enfermedad renal, con el consecuente incremento del riesgo cardiovascular.

4.1. Síndrome Nefrótico en la Diabetes

El síndrome nefrótico es un conjunto de lesiones renales que se caracteriza por proteinuria superior a 3g/día, hipoalbuminemia menor a los 3g/dl, hiperlipidemia y edema.

Se produce en el curso de distintas enfermedades tanto renales Se ha demostraron que el síndrome nefrótico se asocia con un aumento del 31% en la mortalidad por accidente vascular cerebral, un 34% en infarto de miocardio y un 70% en mortalidad cardiovascular.

El tratamiento inicial tiene como fin el control de los síntomas la proteinuria y evitar la progresión de la ERC; por lo tanto, la terapéutica no difiere del tratamiento de la lesión renal sin diabetes. Entre las lesiones renales puede aparecer la glomerulosclerosis diabética.

El tratamiento incluye a los iSGLT2 y iSRAA (inhibidores del sistema RAA), AMC (antagonistas de los receptores de mineralocorticoides), arGLP-1 (antagonistas del receptor de GLP-1)

4.2. Enfermedad Renal Terminal y Diálisis

Existe a nivel mundial 320 millones de personas con diabetes, con una prevalencia de albuminuria de un 30-40% de los pacientes. La albuminuria, predice el daño renal que concluirá con la lesión glomerular, secundario a la disminución de la masa de nefronas esto conlleva a la disminución de la tasa de filtración glomerular sumado a hipertensión glomerular, que a la larga conducirá a la enfermedad renal terminal (ERT).

La hipertensión arterial predomina y el ciclo se retroalimenta, aumentando la lesión renal.

El manejo clínico completo de la diabetes posibilitará retrasar el avance de esta.

El daño causado por la proteinuria, afecta a varios órganos causando lesión como son: la retinopatía, la neuropatía y la enfermedad renal

Y cuando la enfermedad renal se inicia, las propias características de la misma hacen que van a progresar de forma paulatina a lo largo del tiempo. Una vez los pacientes han llegado a enfermedad renal terminal, va a requerir una terapia renal sustitutiva (diálisis). Dado que, a fecha actual, ningún fármaco parece evitar el progreso de la enfermedad renal crónica, salvo los inhibidores del cotransportador sodio y glucosa tipo 2 (iSGLT2)

La importancia en el diagnóstico precoz es vital para, en la mayoría de los casos, poder retrasar el inicio, de necesitar una terapia sustitutiva renal.

5. Investigación y Avances en el Campo de la Enfermedad Renal Diabética

En la actualidad prevenir la prevención de la progresión del daño renal en pacientes con diabetes tipo 2 y nefropatía microalbuminúrica, es lo fundamental. La selección del tratamiento óptimo para estos pacientes resulta fundamental, ya que la enfermedad renal diabética (ERD) es la principal causa de muerte en las personas con diabetes.

Esta revisión se centra en describir los nuevos avances en la prevención y tratamiento que han sido publicados en el último año en ámbitos tan diferentes como el genómico o el tratamiento farmacológico novedoso de los diferentes perfiles metabólicos que definen en la actualidad la ERD.

En general, el tratamiento óptimo para los pacientes con diabetes tipo 2 y nefropatía microalbuminúrica en la actualidad son los IECAs o los ARA-II junto con iSGLT2.

5.1. Terapias Emergentes

Una de las terapias más prometedoras es la terapia antiapoptótica, que bloquea el complejo Bax/Bad con inhibidores de la vía de señalización ASK1 o inactivación de la vía de señalización ASK1. La involucración del inflamasoma y la liberación de mitocondrias dañadas, con el consecuente aumento de las moléculas proinflamatorias como el factor de necrosis tumoral α (TNF-α) y la interleucina-1β (IL-1β), han motivado el interés en la acción bloqueadora de receptores específicos para estas dos llamadas vías "sensibles al peligro". El factor de crecimiento conectivo activador doxorrubicina (TGF-β) es un verdadero protagonista en el desarrollo y progresión de la ERC secundaria diabetes.

Los inhibidores de la fosfodiesterasa son otra estrategia terapéutica antiinflamatoria y antiapoptótica. Así, se han ensayado inhibidores de PDE5 en modelos animales de Enfermedad renal crónica secundaria diabetes; con efecto en la reducción de fibrosis y disminución de niveles de TGF-β, colágeno y proteinquinasa activada por adenosín monofosfato. El efecto diurético y vasodilatador que estos inhibidores presentan, podría resultar de beneficio clínico, aunque se apunta a que será imprescindible la combinación de estos fármacos con otros para conseguir un efecto potenciador.

Otras terapias novedosas van dirigidas hacia el mediador pleiotrópico 1α (HMGB1), que es una proteína nuclear no histona que puede ser desplazada al citoplasma y actuar de intermediario para la inflamación. RAGE es su receptor y se encuentra sobreexpresado en el túbulo de la nefrona dañado y actúa, a su vez, como señalador del daño renal de los podocitos.

Por tanto, se pretende bloquear con anticuerpos monoclonales anti-RAGE a fin de evitar el daño glomerular secundario a la lesión intersticial o alteración del daño vascular específico.

5.2. Investigación Traslacional

Las investigaciones traslacionales no sólo cruzan las barreras entre los ámbitos básico y clínico, sino que también pueden desplazarse en sentido inverso. Pueden generar conocimiento fundamental a partir de descubrimientos clínicos o estudios de cohortes y ensayos clínicos.

En los últimos años, los avances registrados en la función y secuenciación del ADN han posibilitado grandes avances en las ciencias básicas. Los estudios se orientan no sólo a conocer las distintas formas de presentación de una misma patología, profundizando en su biopatogenia para intentar disminuir y controlar su aparición, sino también, una vez consolidada, intentar su cura definitiva a partir de mejorar e individualizar la farmacoterapia. No solo se busca controlar la diabetes, sino lograr normalizar todas las alteraciones bioquímicas, fisiopatológicas e histopatológicas que produce.

La investigación traslacional incluye el objetivo fundamental de mejorar el pronóstico del paciente con enfermedad renal crónica. La diálisis es aceptada socialmente a pesar de la imposibilidad de solucionar la insuficiencia renal avanzada, aunque suponga un tratamiento muy limitante y en detrimento de la calidad de vida del paciente. Si se consiguiese retrasar la aparición de esta situación o revertir la aparición de la insuficiencia renal de forma precoz, no sólo se evitaría la diálisis, sino que supondría un incremento notable de la calidad de vida de los pacientes y una disminución global de la morbimortalidad.

6. Nefropatía diabética y complicaciones: Descripción de complicaciones en personas con diabetes

6.1. Introducción a la Nefropatía Diabética

Las dos complicaciones fundamentales de la nefropatía diabética que aparecen cuando se ha instaurado la afectación renal de manera considerable son la proteinuria y el deterioro progresivo del filtrado glomerular (FG). Ambas son responsables de aumentos significativos en la morbimortalidad de ambos tipos de diabetes.

La proteinuria, se ha demostrado que incluso con valores mínimos de la misma; ya representan un elevado riesgo cardiovascular. Hasta ahora, el principal soporte terapéutico en la nefropatía secundaria a diabetes ha consistido en el control glucémico, mediante la prevención de nuevas lesiones a nivel micro o macrovascular. Este enfoque de la diabetes mellitus (DM) subyace a la idea de que los mismos factores mecánicos que provocan la hiperglucemia se relacionan con el desarrollo del daño a nivel microvascular; es decir, que las complicaciones de la nefropatía ya han aparecido en el momento del diagnóstico y es el tratamiento adecuado de la misma disminuirá su progresión.

6.2. Fisiopatología de la Nefropatía Diabética

A pesar de estar bien definida clínicamente, con signos característicos de hiperfiltración, macroproteinuria y disminución de la función renal, la fisiopatología de la Nefropatía Diabética (ND) es muy compleja y realmente no se conoce con certeza toda la secuencia de los hecho que acontecen para llegar a causar el daño a nivel renal.

Dicha patología es complicada para establecer un adecuado tratamiento debido a sus múltiples factores causales.

En un 40% aproximadamente de los pacientes con Diabetes Mellitus tipo 2 (DMT2) existe la aparición de Nefropatía Diabética (ND), situación reflejada en estudios importantes a nivel internacional.

Se considera que la Enfermedad Renal Crónica terminal por ND es la primera causa en enfermedad renal en los paciente en terapia renal sustitutiva en diálisis peritoneal y la segunda de los pacientes que están en hemodiálisis.

En términos de morbi-mortalidad, los individuos con disfunción renal de cualquier causa presentan un riesgo cardiovascular de 10 a 30 veces mayor, llegando a ser esta condición, sin importar su etiología, el mayor determinante pronóstico, seguido por la propia enfermedad cardiovascular entre estas, la isquemia miocárdic.

A pesar de estar definida la enfermedad renal diabética como la presencia clínica de hiperfiltración, macroproteinuria y disminución de la función renal, la fisiopatología de la Nefropatía Diabética (ND) es muy compleja y realmente no se conoce con certeza la misma.

6.3. Diagnóstico de la Nefropatía Diabética

El diagnóstico de la nefropatía diabética se realiza gracias a la detección de microalbuminuria. Esta determinación se llevará a cabo en todo paciente con diabetes, y deberá realizarse en forma de screanning con el fin ayudar a establecer un diagnostico temprano de la misma.

La nefropatía diabética es una enfermedad silente que con frecuencia se identifica en estadios avanzados de su desarrollo. El grupo de estudio sobre la detección precoz del daño renal en pacientes con diabetes de la Comunidad Valenciana establece que la evaluación del paciente con diabetes y HTA debe realizarse dentro de un programa de cuidados clínicos estandarizados que, con una periodicidad anual, permita conocer la situación estructural y funcional del riñón.

El diagnóstico de la nefropatía diabética se lleva a cabo a partir de determinaciones repetidas de albumina en orina en dos muestras de orina aleatoria escogidas al azar, separadas por tres a seis meses de tiempo.

Según el documento antes referido, deberá tenerse en cuenta que un episodio de ejercicio físico aeróbico vigoroso, fiebre, contaminación de la muestra o postergada durante días antes de la determinación de medicamentos que interfieran en la excreción de la albúmina ya que podrían causar que un estudio sea anormal, necesitándose repetir la determinación.

6.3.1. Marcadores Biológicos

Con respecto a la nefropatía diabética y sus complicaciones, varios marcadores biológicos se han descrito, siendo entre los principales: VCAM-1, VEGF, molécula de unión a linfocitos 1 (ICAM-1), factor quimiotáctico para monocitos-1 (MCP-1), lesión de asistencia y añadidura de heparina (LASH), factor de crecimiento transformante beta (TGF-β), entre otros. LASH, MCP-1, VCAM-1, ICAM-1, VEGF, entre otros están teniendo relación con la enfermedad cardiovascular. Los marcadores angiogénicos como el VEGF, podrían jugar un papel importante en la progresión y desarrollo de la Enfermedad Renal Crónica disminuyendo.

El MCP-1 es una quimioquina que pertenece a la familia de las proteínas quimioatrayentes. Es secretada por tejidos enfermos e induce la angiogénesis. Por otro lado, el VEGF es una familia de glicoproteínas hidrofóbicas de las cuales 3 se han descrito función, el VEGF-A que se ha reconocido como una de las promotoras más poderosas de formación de vasos sanguíneos, el VEGF-B que previene el tejido sanguíneo ante la hipoxia, y el VEGF-C que promueve la linfagenesis.

6.4. Clasificación de la Nefropatía Diabética

La clasificación de la nefropatía diabética se basa en los elementos de estudio de los pacientes, utilizando la microalbuminuria y el aclaramiento de creatinina.

Clasificación funcional en el estudio de una ND:

1) Creatinina sérica: El paciente puede tener niveles normales de creatinina en la sangre hasta que aparece una ERC secundaria a la ND.

2) Depuración de creatinina: Se calcula la cantidad de creatinina que se elimina por orina en un minuto

3) Clasificación de filtrado glomerular: Se puede clasificar en 5 niveles este parámetro.

4) Aclaramiento de insulina

6.5. Tratamiento de la Nefropatía Diabética

En términos generales, el tratamiento de la nefropatía diabética consiste en controlar estrechamente la glucemia a través de modificaciones dietéticas, la realización de actividad física, el cumplimiento del tratamiento hipoglucemiante prescrito y la utilización de los tratamientos farmacológicos disponibles. Sin embargo, una de las principales limitaciones para realizar una eficaz reducción del riesgo cardiovascular radica en la escasa utilidad de los tratamientos farmacológicos para el tratamiento de la hiperfiltración glomerular.

Otra de las posibles alternativas que podrían llevar a una significativa reducción del riesgo cardiovascular sería el control terapéutico de la hiperfiltración glomerular.

Dichas actuaciones podrían consistir en la utilización combinada de los diferentes fármacos reductores de la albuminuria y antihipertensivos. Debe recordarse además que todos los pacientes diabéticos, e incluso en algunos casos, antes de presentarse la clínica de diabetes, deberían iniciar algún tratamiento preventivo para evitar el desarrollo y la progresión de la enfermedad renal.

Estos tratamientos podrían llevar a significativas reducciones del riesgo cardiovascular, aunque hasta el momento no se ha demostrado la utilidad de esta conducta terapéutica. La selección de los fármacos protectores renales va en función del estado hipertensivo, de la existencia de proteinuria, y del grado de filtrado glomerular (FG).

6.5.1. Farmacológico

El abordaje farmacológico en el paciente con nefropatía diabética se centra en el control de la glucemia, del metabolismo lipídico, la tensión arterial y la protección del parénquima renal, a través de distintos fármacos.

Por lo que respecta al control de la glucemia, las recomendaciones actuales apuntan a mantener una hemoglobina glicosilada (HbA1c) < 7% (53 mmol/mol), lo que conlleva disminuir la morbimortalidad cardiovascular, la progresión de la nefropatía, del daño ocular, la neuropatía y las infecciones. Sin embargo, una restricción demasiado intensa de la HbA1c se asocia con un incremento en la incidencia de complicaciones severas.

En cuanto a la utilización de los distintos grupos farmacológicos para el control de la glucemia, están indicados en el paciente con nefropatía diabética son: la insulina (I) y los análogos de la glucagon-like peptide 1.

Un diagnóstico temprano tiene un gran impacto en los pacientes, ya que, para la nefropatía diabética (NDT), el riesgo de evolucionar a la etapa 5 de la enfermedad renal, es alto y es progresivo; siendo su incidencia anual es del 0,2% sin proteinuria, 2% con proteinuria y 14,6% en pacientes con diabetes e hipertensión con proteinuria.

La NDT se define clínica y morfológicamente como una glomeruloesclerosis difusa y nodular con un engrosamiento mesangial, vasculopatía hipertensiva con una glomeruloesclerosis periférica e intersticio atrófico y predominio de depósito de colágeno en la membrana basal y márgenes del vaso capilar de las arteriolas precapilares.

6.6. Complicaciones de la Nefropatía Diabética

Las complicaciones de la nefropatía diabética a nivel arterial son importantes. Este componente anatómico puede mantenerse íntegro durante mucho tiempo. Todas las complicaciones mencionadas son a nivel arterial y el daño glomerular tiene un deterioro. A nivel venoso, aparece el síndrome de la hipertensión portal.

Dentro de las complicaciones renales, arteriales y venosas que ocurren en la diabetes mellitus tenemos:

6.6.1 Complicaciones renales de la diabetes mellitus microvasculares:

La glomeruloesclerosis diabética. (GED) es un proceso activo de proliferación celular. Es poco probable que la GED sea secundaria a la arteriosclerosis. Es característico en la diabetes de cualquier tipo con nefropatía. Se acentúa en presencia de hipertensión arterial, pero no es estrictamente dependiente de ella.

Aproximadamente la mitad de los enfermos con DM-2 tienen GED, mientras que en el 20-30% se observa una glomeruloesclerosis acelerada o nefropatía hipertensiva concurrente y diabética que sería un proceso diferente.

La nefropatía diabética constituye un factor de riesgo para el desarrollo de estas lesiones, tales como la HTA, desnutrición, dislipemia, etc. En general, las lesiones son irreversibles. Se describen tres fases de la nefropatía diabética: fase improductiva, fase incipiente e insuficiencia renal.

6.1. 2 Enfermedad Renal Crónica

Finalmente, el deterioro continuado del filtrado glomerular y la proteinuria en un paciente con nefropatía diabética (ND) conlleva inevitablemente a la presencia de una Enfermedad Renal Crónica (ERC). La prevalencia de ERC en la población de personas con diabetes elevadísima y la primera causa de necesidad de terapia renal sustitutiva (diálisis) La ERC es un factor de riesgo tanto de mortalidad cardiovascular como por otras causas que la relacionan con todas las complicaciones isquémicas macro y microvasculares del paciente con diabetes.

En el avance de la ND tienen un papel relevante fenómenos como el transporte tubular renal alterado, así como el estrés del oxidativo.

En la ND sin hacer la distinción entre la forma hipertensiva y la forma normotensiva, la proteinuria marca el inicio tanto de un aumento de la tensión arterial que puede ser o no de difícil control o por sí misma un factor de riesgo y principal causa de deterioro de la función renal presente en este proceso.

Múltiples mecanismos de hipertensión han sido propuestos en la ND tales como: síntesis y liberación de factores vasoactivos, alteraciones de los sistemas de transporte tubular y desbalance de sistema renina-angiotensina aldosterona (RAA). Este último es uno de los factores clásicamente atribuidos al aumento de la tensión arterial en el paciente con diabetes, con independencia de la existencia de hipertensión arterial (HTA) previa o no. La hemodinámica glomerular es una de las claves del mantenimiento de la disfunción y progresión en el daño renal.

El principio que subyace en el desarrollo de hipertensión en el contexto de ND implica una cascada de eventos que empieza con hiperglucemia y el acúmulo celular de productos de la glicosilación avanzada (AGEs).

7. Prevención de la Nefropatía Diabética

Para prevenir el deterioro y/o progresión de la ERC secundaria a nefropatía diabética

El tratamiento de elección para pacientes con proteinuria debe ser un inhibidor del enzima convertidor de angiotensina (IECA) o un antagonista del receptor de la angiotensina II (ARA-II). El tratamiento de elección para pacientes con microalbuminuria es la combinación de dosis maximizada de IECA o ARA-II más un inhibidor del del cotransportador sodio y glucosa.

7.1. Estilo de Vida Saludable

Unos estilos de vida saludables como una correcta alimentación, ejercicio y la evitación del consumo de tóxicos, son magníficas vías para minimizar el riesgo aumentado de poder sufrir alguna de estas complicaciones. El más importante es el control y seguimiento controlado de la hiperglucemia, para prevenir complicaciones cardiovasculares, trastornos visuales y denervaciones nerviosas.

Una adecuada educación adecuada para las personas con diabetes; y disponer de unos estándares diagnósticos y guías terapéuticas de indicaciones para los pacientes, son las herramientas más valiosas a la hora del control de la enfermedad. De los programas educativos, el uso de la auto medida de glucosa junto con la revisión ocular anual es el método de prevención más confiable tanto para disminuir el riesgo de que aparezcan las complicaciones microvasculares, como el tratamiento o control de ellas.

Los factores genéticos o de susceptibilidad sobre las complicaciones del paciente diabético, no se puede influir sobre los mismos, de ahí el esfuerzo más importante este en influir en los factores ambientales.

Las grasas aportadas con la dieta para mantener el requerimiento basal del organismo serán como máximo de un 30%. Las grasas no saturadas, aunque sean recomendadas, no parecen aumentar las LDL y su función en la prevención de las enfermedades cardiovasculares es escasa y discutible.

Una dieta rica en fibra, dada su capacidad preventiva y tratamiento de enfermedades cardiovasculares y del colon, parecer ser indicada en el paciente con diabetes.

Por último, la sal es una sustancia que actúa, sobre todo en presión arterial aumentando con las consecuencias cardiovasculares que esta tiene.

8. Conclusiones y Perspectivas Futuras

El tratamiento de fondo de la diabetes mellitus incluye control metabólico, evitación de nefrotóxicos, disminución de la presión arterial y de la albuminuria, y prevención del riesgo cardiovascular. Los antidiabéticos orales tienen algunos efectos funcionales a nivel renal.

En el caso de las **glitazonas o tiazolidinedionas** incrementan la sensibilidad a la insulina (rosiglitazona y pioglitazona), en especial a nivel muscular, disminuyen la acción natriurética del péptido natriurético atrial en la vasculatura renal, lo que favorece la expansión de volumen y genera edema, de esta manera aumentan la filtración glomerular.Recientes estudios han demostrado que no disminuyen ni la progresión de la nefropatía diabética ni la prevalencia de eventos macrovasculares.

Las **glifozinas o inhibidores de la cotransportador 2 de sodio-glucosa** en el túbulo contorneado proximal (canagliflozina, dapagliflozina, empagliflozina) actúan a nivel del túbulo contorneado proximal, bloqueando el cotransporte de sodio-glucosa 2 en esa zona, y produciendo glucosuria, lo que lleva a la pérdida de entre 200-250 kcal/día. Tanto su acción antihiperglucemiante como antihipertensiva disminuyen el gasto cardíaco y la presión arterial, induciendo una natriuresis no se asocian a incremento de las citocinas proinflamatorias, y disminuyen la albuminuria, sino que además modifican la histopatología del riñón. Así, su administración se asocia a una disminución significativa del diámetro glomerular medio a expensas de un menor número de capilares glomerulares, lo que lleva a menor presión a nivel glomerular.

8.1 Impacto global de la nefropatía diabética en la sociedad actual y el sistema sanitario

La estimación del coste global directo de la enfermedad renal crónica (ERC) supone un desafío, ya que no todas las personas con ERC son remitidas a consultas nefrológicas y, por tanto, su registro y coste económico. Muchas estimaciones, han utilizado un enfoque en el que se han centrado en gran medida en los pacientes que han progresado a enfermedad renal terminal.

Resulta importante cuantificar el impacto económico de la enfermedad renal en los hospitales del Sistema Nacional de Salud (SNS) y al sistema de salud como un todo (medicamentos, pruebas diagnósticas, consultas, tratamientos), pero también es necesario cuantificar otros costes como son el coste de accidentes cardiovasculares y hospitalización.

El coste en sanidad estimado destinado a la ERC en 2022 en España fue de 4.290 millones de euros, este se espera que incremente un 13,8% hasta 2027, lo que equivale al 5,56% del gasto total [21]

En España, la prevalencia de TRS es del 0,13% mientras que el coste medio anual en hemodiálisis se sitúa en torno a 46.659,83 € [20] La carga económica resultante de no haber evitado que estos pacientes entren en TRS conlleva, también, pérdidas de productividad laboral por morbilidad de, aproximadamente, 5.537€ persona/año [22]

Los tratamientos sustitutivos de la función renal suponen la principal fuente de gasto asociado a la enfermedad renal terminal a lo largo de toda su evolución; el trasplante representa casi el 30% del coste total y la diálisis más del 40%; el resto del coste se debe fundamentalmente a la hospitalización por distintas causas y al uso de fármacos inmunosupresores en pacientes trasplantados. El principal objetivo de un trasplante es la mejora y prolongación de la vida del paciente y, por tanto, proporcionar años de calidad y activos. Para el paciente trasplantado tiene múltiples ventajas más allá del beneficio clínico, ya que reduce la necesidad de visitas y procedimientos asociados a la enfermedad renal terminal en comparación con la diálisis, disminuyendo el impacto físico no deseado, aumentando la movilidad e independencia del paciente y mejorando su calidad percibida de vida si comparamos el impacto.

8.2 Impacto psicológico

Existe un impacto psicológico no solo en el paciente que presenta diabetes, y con ellos alguna de sus complicaciones. Además, este impacto se hace extensivo a su, familiares y amigos, llegándose a presentar ansiedad, irritabilidad y alteraciones del sueño, así como inadaptación a la nueva situación. Estas reacciones suelen aparecer habitualmente en el momento del diagnóstico y ante cualquier cambio de condición de su enfermedad. Esto parece indicar que el impacto de la enfermedad y el del tratamiento (terapia farmacológica, pruebas diagnósticas, exámenes hormonales, dietas) es más importante que el de los efectos secundarios, que también afectan a la calidad de vida de los pacientes.

Por otro lado, no todos los pacientes son igual de proclives a presentar estas alteraciones, de forma que algunas características individuales se relacionan con mayor vulnerabilidad frente al estrés asociado a la enfermedad.

Durante este proceso, es crucial destacar que los pacientes, sus familias y amigos deben enfrentarse a una serie de desafíos emocionales y mentales. No solo están lidiando con los síntomas físicos de la enfermedad, sino que también deben lidiar con las consecuencias psicológicas que conlleva. La ansiedad y la irritabilidad son comunes, ya que el miedo a lo desconocido y la incertidumbre del futuro pueden ser abrumadores.

Además, las alteraciones del sueño pueden afectar significativamente la calidad de vida de los pacientes.

La falta de descanso adecuado puede hacer que los pacientes se sientan agotados y a disminuir su capacidad para hacer frente a los desafíos diarios. La inadaptación a la nueva situación también puede generar una sensación de desorientación y confusión, ya que los pacientes deben ajustarse a una nueva forma de vida y a un conjunto de limitaciones impuestas por la enfermedad y el tratamiento.

Es importante tener en cuenta que estas reacciones no son inusuales ni indican debilidad por parte del paciente. A menudo, son respuestas naturales a la adversidad y el cambio en las circunstancias de vida. Es esencial brindar un apoyo emocional adecuado a los pacientes, sus familias y amigos durante este período. Esto puede incluir terapia de apoyo, grupos de apoyo y actividades que fomenten el bienestar emocional.

En cuanto a los efectos secundarios del tratamiento, también es importante reconocer su impacto en la calidad de vida de los pacientes. Si bien estos efectos pueden variar según el tipo de tratamiento y la enfermedad específica, es crucial abordarlos de manera integral.

Los médicos y profesionales de la salud deben estar atentos a los efectos secundarios y trabajar en estrecha colaboración con los pacientes para minimizar su impacto negativo. En resumen, el diagnóstico y el tratamiento de una enfermedad pueden tener un impacto significativo en la vida de los pacientes, sus familias y amigos. Las reacciones emocionales, como la ansiedad y la irritabilidad, así como las alteraciones del sueño y la inadaptación a la nueva situación, son comunes en este proceso. Es fundamental brindar un apoyo adecuado y abordar tanto el impacto emocional como los efectos secundarios del tratamiento para mejorar la calidad de vida de los pacientes. Por otro lado, no todos los pacientes son igual de proclives a presentar estas alteraciones, de forma que algunas características individuales se relacionan con mayor vulnerabilidad frente al estrés asociado a la enfermedad.

8.3. Consideraciones generales

La enfermedad renal (ER) en el diabético es un grave problema de salud a nivel mundial. Precisamente, la coexistencia de diabetes y enfermedad renal constituyen un problema creciente a nivel mundial, con un importante impacto en los sistemas sanitarios. Los pacientes con diabetes presentan mayor morbimortalidad cardiovascular y, en consecuencia, una mayor demanda de recursos sanitarios.

La combinación de diabetes y enfermedad renal constituye un verdadero reto médico. Dada la elevada incidencia de ERC asociada a diabetes, el abordaje de la enfermedad renal en pacientes con diabetes requiere llamativos avances en su conocimiento, puesta al día, manejo, detección temprana y medidas de prevención.

La relación entre diabetes y enfermedad renal (ER) ha sido una constante entre el personal dedicado al ámbito del metabolismo e y nefrológico.

Dentro de las complicaciones de la diabetes comprobaron que la nefropatía era otra de sus temibles complicaciones sumadas a las arritmias, pie diabético, aterosclerosis, HTA.

8.4. Síntesis de los Hallazgos Clínicos

La nefropatía diabética es una de las 3 complicaciones crónicas microvasculares de la diabetes, que incluye la retinopatía diabética, neuropatía diabética, y la nefropatía diabética.

Las dos entidades clínicas más comunes de la falta de control en el paciente diabético son la nefropatía y cardiopatía. Como hemos mencionado en otro apartado del presente trabajo, los pacientes con enfermedad diabética tienen mayor riesgo de enfermedad cardiovascular por lo que, a la larga, es muy probable que presenten el compromiso del parénquima renal.

8.5. Relación entre la calidad de vida y los resultados clínicos

Cabe mencionar que, aunque en el caso de la nefropatía diabética y de otras enfermedades renales crónicas es difícil atribuir la disminución de la calidad de vida exclusivamente a la enfermedad, está demostrado que un bajo nivel de calidad de vida empeora los resultados clínicos, por lo que es relevante identificar las estrategias eficaces para incrementarla. La Asociación Americana de Diabetes (ADA) señala que la prevención y el manejo de la enfermedad renal en pacientes con diabetes tienen un potencial significativo: retrasar la progresión de la nefropatía hacia la enfermedad renal crónica (ERC), que se acompaña de las determinadas comorbilidades asociadas permitir así un retraso de la instauración de los costosos tratamientos renales sustitutivos (diálisis o trasplante) y, a su vez, permitir preservar y/o mejorar la calidad de vida de los pacientes. Tomando como base la evidencia científica existente que indica que una mejor calidad de vida se relaciona estrechamente con buenos resultados en salud, en última instancia, los objetivos del tratamiento de los pacientes casos se empiezan a fundamentar sobre los beneficios referidos por ellos mismos. Sin embargo, manifiestan que para alcanzar estos objetivos se requiere de la perspectiva integral que propone la Medicina de Familia. La estrategia de la OMS para la prevención y el control de enfermedades crónicas incluye entre sus componentes un plan de investigación para mejorar la comprensión, valoración y tratamiento de los enfermos, empleando tanto medidas farmacológicas como no farmacológicas, y todo ello adaptado a los sistemas sanitarios y sociales.

8.6. Recomendaciones generales en la calidad de vida del paciente

Convivir con enfermedad renal crónica conlleva múltiples desafíos tanto físicos como emocionales. Algunos de estos obstáculos están relacionados con los efectos secundarios del tratamiento, como la frecuente presión arterial baja o normal, fatiga constante, restricciones en la dieta, dificultades para llevar a cabo actividades cotidianas y el constante miedo y ansiedad que afectan la calidad de vida de los pacientes.

Según un estudio llevado a cabo por Villaverde, Poveda, Paz, Canet y Pallarés en 2014, la nefropatía diabética en etapa avanzada puede ser una carga tanto para el paciente como para su familia, teniendo un impacto significativo en su bienestar físico y psicológico. Por lo tanto, es crucial evitar crisis y retrasar el deterioro de la función renal para prevenir complicaciones derivadas de los tratamientos. El trabajo individualizado del equipo de enfermería, tomando en cuenta las opiniones, sentimientos y expectativas de cada paciente, es fundamental.

La participación del paciente en su propio cuidado es clave para mejorar su calidad de vida. Igualmente, importante es mejorar las técnicas de sustitución renal.

El profesional sanitario debe asumir un alto grado de responsabilidad y compromiso en este proceso, ya que su participación favorece la transmisión de los beneficios al paciente y, en última instancia, ayuda a alcanzar los objetivos planteados.

En resumen, enfocarse en la prevención y el manejo integral de la nefropatía diabética es imprescindible. La implicación tanto del paciente como de su familia y del equipo sanitario, es esencial para mejorar la calidad de vida y prevenir complicaciones. Además, es necesario implementar políticas socioeconómicas que busquen beneficiar a los pacientes nefrológicos, promoviendo la prevención primaria y un manejo adecuado desde los estadios iniciales de la enfermedad.

En definitiva, todos los profesionales médicos, quirúrgicos y las instituciones de atención de salud desempeñan un papel crucial en el manejo de la nefropatía diabética, trabajando de manera conjunta y con los mismos objetivos en mente. Solo a través de un enfoque integral y colaborativo podremos aliviar síntomas, prevenir complicaciones y mejorar la calidad de vida de los pacientes.

8.7. Importancia en la enfermedad renal del tratamiento multidisciplinario

La prevención, detección y tratamiento del daño renal en pacientes con diabetes, son responsabilidades compartidas por todos los equipos de salud. En este sentido, la implementación permanente y eficaz de políticas sanitarias es un objetivo en común a conseguir.

Los datos epidemiológicos actuales revelan que la detección de nefropatía diabética en estadios tempranos no se realiza adecuadamente debido a falta de programas de screanning. ya que el 86% de los pacientes debutan en estadios avanzados. La capacitación del personal sanitario, desde la formación pregrado, seguida de programas de formación continua y sistemas de auditoría de procesos figura como una estrategia fundamental para el mejoramiento de servicios.

La implementación gradual de programas de salud que buscan el control adecuado de la enfermedad y el uso adecuado de estos nuevos agentes hipoglucemiantes (tales como las gliflozinas) se espera impacten positivamente en la reducción de complicaciones macro y microvasculares de los enfermos renales. El trabajo en equipo con redes locales, interinstitucionales y nacionales para el control adecuado del daño renal crónico en pacientes con diabetes es uno de los desafíos pendientes.

Es indispensable tratar de implementar buenos regímenes de rastreo, detección y tratamiento de la enfermedad cardiovascular (EC). El 85% de los eventos cardiovasculares y renales presentes en los pacientes, incluyendo insuficiencia cardíaca y enfermedad renal, persisten sin tratamiento. Los costos asistenciales y la falta de cobertura afectan no solo a los pacientes con diabetes y bajos recursos.

En un escenario ideal, se espera que se realicen esfuerzos conjuntos entre todos los actores involucrados en la atención de pacientes diabéticos con daño renal. Esto implica una mayor inversión en la capacitación y actualización del personal sanitario, así como en el desarrollo de programas de formación continua que garanticen la adquisición de conocimientos actualizados en el manejo de la enfermedad.

Asimismo, se deben establecer sistemas de auditoría de procesos que permitan evaluar la calidad de la atención brindada y detectar oportunidades de mejora. Además, es esencial ampliar el acceso a los tratamientos más innovadores y efectivos para el control de la diabetes y el daño renal. Los inhibidores de SGLT-2 han demostrado su eficacia en estudios clínicos y su incorporación en el sistema de salud beneficiaría a un gran número de pacientes.

Por otro lado, es necesario fortalecer las redes de colaboración entre los diferentes niveles de atención y las instituciones de salud, tanto a nivel local como nacional. Estas redes permitirán una mejor coordinación y comunicación entre los distintos profesionales de la salud, favoreciendo un enfoque integral y multidisciplinario en el tratamiento de los pacientes con diabetes y daño renal. Además, facilitar el intercambio de conocimientos y la implementación de buenas prácticas, promoviendo mejoras en la calidad de la atención y el seguimiento de los pacientes.

Finalmente, es imprescindible abordar la problemática de los costos asistenciales y la falta de cobertura que afecta a los pacientes con diabetes de medios y bajos recursos.

En conclusión, la prevención, detección y tratamiento del daño renal en pacientes con diabetes requiere de un enfoque integral y coordinado por parte de todos los actores involucrados en la atención de salud. Todo esto permitirá mejorar la calidad de vida de los pacientes diabéticos y reducir las complicaciones asociadas al daño renal.

9. Anexos:

Clasificación de la Enfermedad Renal Crónica (ERC) según las guías clínicas

Clasificación de la ERC según las guías KDIGO 2012				
KDIGO 2012 **Filtrado glomerular** Categorías, descripción y rangos (ml/min/1,73m²)		**Albuminuria** Categorías, descripción y rangos		
		A1	A2	A3
		Normal a ligeramente elevada	Moderada-mente elevada	Gravemente elevada
		< 30 mg/g[a]	30-300 mg/g[a]	> 300 mg/g[a]
G1	Normal o elevado	≥ 90			
G2	Ligeramente disminuido	60-89			
G3a	Ligera a moderadamente disminuido	45-59			
G3b	Moderada a gravemente disminuido	30-44			
G4	Gravemente disminuido	15-29			
G5	Fallo renal	< 15			

¿A quién tenemos que hacer cribado? [24]

Se recomienda el cribado de ERC especialmente en pacientes con:

 Hipertensión arterial

 Pacientes con antecedentes de daño renal agudo

 Obesidad (IMC > 30-35 kg/m²)

 DM tipo 2

 Familiares de primer grado de pacientes con enfermedad renal o con enfermedades renales hereditarias

En tratamiento prolongado con fármacos nefrotóxicos (inhibidores de la calcineurina, litio, antiretrovirales y antiinflamatorios no esteroideos)

 Enfermedad cardiovascular establecida

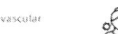 Pacientes con infecciones crónicas, enfermedades autoinmunes y neoplasias que pueden estar asociadas a ERC

 DM1 con más de 5 años de evolución

 Enfermedades obstructivas del tracto urinario o con alteraciones estructurales del mismo

 Pacientes con otros factores de riesgo de enfermedad cardiovascular (fumadores, dislipemia, síndrome metabólico)

 Mayores de 60 años

Desarrollo de un modelo de atención para la prevención de la enfermedad renal diabética [26]

Factores que indican la necesidad de una evaluación adicional de la etiología de la enfermedad renal

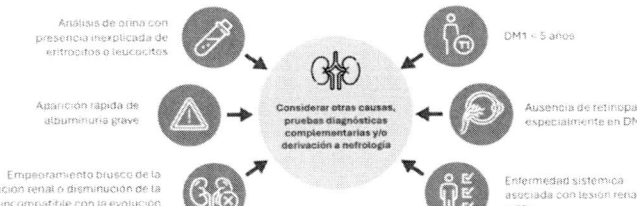

Análisis de orina con presencia inexplicada de eritrocitos o leucocitos

DM1 < 5 años

Aparición rápida de albuminuria grave

Considerar otras causas, pruebas diagnósticas complementarias y/o derivación a nefrología

Ausencia de retinopatía, especialmente en DM1

Empeoramiento brusco de la función renal o disminución de la TFGe incompatible con la evolución anterior

Enfermedad sistémica asociada con lesión renal (LES)

Desarrollo de un modelo de atención para la prevención de la enfermedad renal diabética [26]

Detección y seguimiento de la nefropatía diabética: KDIGO Heat Map

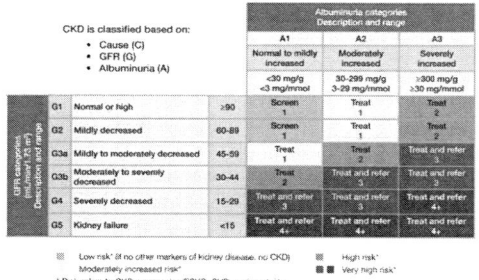

Desarrollo de un modelo de atención para la prevención de la enfermedad renal diabética.
Pilares de tratamiento para reducir el riesgo cardiorrenal [26]

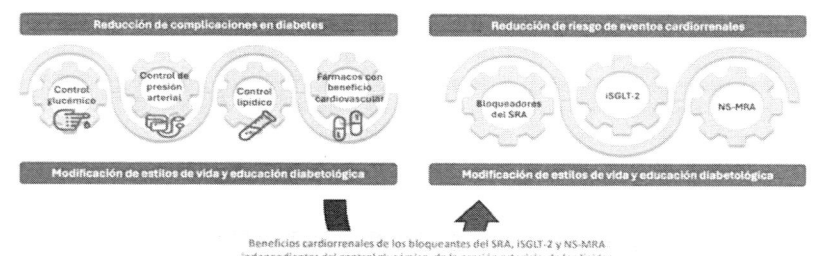

Beneficios cardiorrenales de los bloqueantes del SRA, iSGLT-2 y NS-MRA independientes del control glucémico, de la presión arterial y de los lípidos

BIBLIOGRAFIA:

1. Power A, et al. Congreso Mundial de Nefrología de la Sociedad Internacional de Nefrología; 15-19 de abril de 2021. Póster WCN21-0657.

2. Tangri N, et al. Presentado en el Congreso Mundial de Nefrología de la Sociedad Internacional de Nefrología; 15-19 de abril de 2021; reunión virtual. Póster WCN21-0668; 3.

3. Mennini F, et al. Congreso Sociedad Internacional de Farmacoeconomía e Investigación de Resultados Europa; 30 de noviembre-3 de diciembre de 2021. Póster POSB68.

4. Jager KJ, et al. Kidney Int. 2019;96:1048-50.

5. USRDS. 2021 Annual Data Report. Disponible en: https://usrds-adr.niddk.nih.gov/2021/chronic-kidney-disease/1-ckd-in-the-general-population [último acceso: abril 2024].

6. Shrestha N, et al. PLoS One. 2021;16:e0258494.

7. CDC. Kidney Disease Surveillance System. Disponible en: https://nccd.cdc.gov/ckd/ [último acceso: abril 2024].

8. USRDS. 2020 Annual Data Report. Disponible en: https://adr.usrds.org/2020/chronic-kidney-disease/1-ckd-in-the-general-population [último acceso: mayo 2024].

9. Navarro González JF, et al. Nefrología. 2024. En prensa. doi: 10.1016/j.nefro.2024.03.002.

10. Gorostidi M, et al. Nefrologia (English Ed.). 2018;38:606-15.

11. Otero A, et al. Nefrologia. 2010;30:78-86.

12. Escobar C, et al. Nefrologia. 2021:S0211-6995(21)00101-6.

13. AIRG-E, et al. Nefrologia (English Ed.). 2022;42:65-84.

14. Registro Español de Enfermos Renales. Informe de Diálisis y Trasplante 2019. XLV Congreso Nacional de la Sociedad Española de Nefrología 2019.

15. Fox CS, et al. Lancet. 2012;380:1662-73.

16. Go AS, et al. N Engl J Med. 2004;351:1296-305.

17. Cebrian A, et al. Clin Kidney J. 2022;15:1204-8.

18. Espósito C, et al. 60th European Renal Association Congress; 15-18 de junio de 2023.

19. García Sánchez JJ, et al. International Society of Nephrology's World Congress of Nephrology; 24-27 de febrero de 2022. Póster WCN22-0774.

20. Documento Marco sobre Enfermedad Renal Crónica (ERC) dentro de la Estrategia de Abordaje a la Cronicidad en el SNS. Disponible en:https://www.senefro.org/modules/noticias/images/enfermedad_re nal_cronica_2015.pdf [último acceso: abril 2024].

21. Alcázar R, et al. Congreso de la SEN; 11-13 de noviembre de 2023. Comunicación Oral (O-055). 22. Julián-Mauro JC, et al. Nefrologia. 2013;33:333-41. 23. Nefrología 2024. Disponible en:https://www.theisn.org/wp-content/uploads/media/pcp/PCPOnePage_1Side_English.pdf [último acceso: abril 2024].

24. García-Maset R, et al. Nefrologia (English Ed.). 2023;42:233-64.

25. Pecoits-Filho R, et al. 60 ERA Congress; junio 2023. Poster. 26. ElSayed NA, et al. Clin Diabetes. 2024;42:274-94. 27. KDIGO 2024. Kidney Int. 2024 Apr;105(4S):S117-S314. 28. Foreman KJ, et al. Lancet. 2018;392:2052-90.